AF401128

DU TRAITEMENT PALLIATIF

DU

CANCER ULCÉRÉ DU COL DE L'UTÉRUS

ET EN PARTICULIER

DE L'EMPLOI D'UNE PRÉPARATION SPÉCIALE D'IODOFORME

PAR

Joseph | CASTRI

DOCTEUR EN MÉDECINE DE LA FACULTÉ DE PARIS

EX-EXTERNE DES HOPITAUX

PARIS

ALPHONSE DERENNE

52, Boulevard Saint-Michel, 52

1883

DU TRAITEMENT PALLIATIF

DU

CANCER ULCÉRÉ DU COL DE L'UTÉRUS

ET EN PARTICULIER

DE L'EMPLOI D'UNE PRÉPARATION SPÉCIALE D'IODOFORME

PAR

Joseph CASTRI

DOCTEUR EN MÉDECINE DE LA FACULTÉ DE PARIS

EX-EXTERNE DES HOPITAUX

PARIS

ALPHONSE DERENNE

52, Boulevard Saint-Michel, 52

1883

A LA MÉMOIRE DE MA MÈRE

A MON PÈRE

Témoignage d'affection et de reconnaissance

A MON FRÈRE

A MA SŒUR

A MES PARENTS

A MES AMIS

A MES ANCIENS MAITRES

DE LA FACULTÉ LIBRE DE MÉDECINE DE LILLE

M. LE DOCTEUR E. VIDAL

Officier de la Légion d'honneur
Médecin de l'hôpital Saint-Louis

M. LE DOCTEUR GILLETTE

Chevalier de la Légion d'honneur
Chirurgien de l'hôpital Tenon

M. LE PROFESSEUR GUYON

Chirurgien de l'hôpital Necker

DU TRAITEMENT PALLIATIF

DU

CANCER ULCÉRÉ DU COL DE L'UTÉRUS

ET EN PARTICULIER

De l'emploi d'une préparation spéciale d'iodoforme

I

INTRODUCTION

Pendant notre externat dans les hôpitaux de Paris, il nous a été donné de voir beaucoup de ces malheureuses malades atteintes d'épithéliome du col de l'utérus, pour le soulagement desquelles le médecin se trouve si souvent à court de moyens thérapeutiques vraiment efficaces. Récemment, nous avons eu occasion, dans le service de M. le Dʳ Gilette, d'observer dans ces cas des résultats favorables, et même relativement assez remarquables pour que nous ayons conçu l'idée de faire de ce sujet l'objet de notre thèse inaugurale.

Il est de fait certain que sous le rapport du traitement

spécifique des affections cancéreuses, malgré tant d'efforts aussi hardis des chirurgiens que patiemment soutenus des médecins, nous ne sommes guère plus avancés que les contemporains d'Hippocrate ; aussi, notre rôle est-il encore borné à combattre les symptômes les plus pénibles pour le malade qui sont le triste apanage de l'affection carcinomateuse.

Que si, *a priori*, il semble que ce soit là chose facile, pratiquement il en est tout autrement, et, en de certains cas, tous nos moyens, encore qu'ils soient nombreux et divers, échouent contre la malignité de l'élément pathologique. Déjà inattaquable dans son essence, par le siège spécial qu'il a élu, le néoplasme, au point de vue physique, se dérobe à nos moyens habituels d'action, au point de vue physiologique, se complique de symptômes d'une gravité essentielle, et c'est là le motif des vains effets d'autant d'attaques.

Aussi bien, y a-t-il témérité à s'aventurer sur un terrain déjà creusé par les recherches de tant d'auteurs, et n'entreprenons-nous ce travail qu'encouragé par l'aide bienveillante de notre maître, et l'appoint de faits réellement démonstratifs. Loin de nous, cependant, l'idée de préconiser un remède toujours préférable aux substances jusqu'alors employées ; nous croyons seulement, et ce serait un avantage éminemment appréciable, que notre poudre d'iodoforme *satisfait à la fois au plus grand nombre d'indications*, et c'est de là qu'elle tiendrait une action locale : telle qu'elle retentit sur l'état général.

Nous entreprendrons donc dans ce travail de démontrer

que la poudre d'iodoforme particulière que nous proposons répond à des indications capitales, c'est-à-dire qu'elle est aux divers points de vue à considérer dans cette tâche ardue : pallier les conséquences désastreuses de l'envahissement des organes génitaux de la femme par le processus cancéreux, un des remèdes les plus efficaces que l'expérience nous ait donnés.

Et, pour ce faire, nous devrons tout d'abord exposer les symptômes desquels la malade est le plus incommodée, les étudier non pas en nosographe, mais surtout en thérapeutiste. Dans un second chapitre nous esquisserons la revue critique des traitements dirigés contre les mêmes symptômes, sans croire *a priori* que leur multiplicité suffit à juger leur inanité, nous discuterons leurs avantages et leurs inconvénients. Nous aborderons ensuite l'étude du topique que nous proposons ; par quelques mots de son histoire nous montrerons qu'il a déjà été employé dans le but pour lequel nous l'indiquons, mais non pas selon le même mode d'administration ni mélangé avec les substances qui en font la poudre spéciale que M. Gillette emploie, douée de certains avantages particuliers. Avant de juger ceux-ci nous présenterons les observations les plus concluantes qu'il nous a été permis de recueillir, puisque les avantages découlent eux-mêmes de la lecture de ces observations. Nous expliquerons enfin le mode d'action ; décrirons en peu de lignes les procédés d'application, qui nous semblent les plus faciles, et tirerons les conclusions légitimées par ce travail.

En somme, faire l'étude de l'application spéciale d'un mode de traitement général, vulgariser son emploi en en courageant les praticiens par la connaissance de quelques résultats heureux, est le but que nous poursuivons.

Avant de commencer ce travail, nous tenons à exprimer ici tous nos remerciments à M. le docteur Gillette qui nous a libéralement dispensé ses conseils, et dans le service duquel nous avons puisé les matériaux de ce travail.

Que M. le professeur Guyon daigne agréer nos sentiments très sincèrement reconnaissants de l'honneur qu'il nous a fait en voulant bien accepter la présidence de notre thèse.

II

ÉTUDE CLINIQUE

QUELQUES SYMPTÔMES DE L'ÉPITHÉLIOMA DU COL UTÉRIN

Il n'entre pas dans notre plan de faire à cette place
l'étude longue et détaillée des signes qui servent à carac-
tériser le cancer du col de l'utérus. Point n'est besoin de
relater ici les différentes phases par lesquelles passe le
néoplasme avant d'en arriver à celle que considérera surtout le praticien. Nous laisserons donc sous silence cette
partie de l'histoire de l'épithélioma qui a trait à son début,
de même que celle de ses symptômes physiques, ou de ses
variétés, pour en arriver aux manifestations pour lesquelles
la malade réclame surtout l'intervention médicale.

« (1) Toutes les variétés de cancer finissent par s'ulcérer ; le qualificatif ulcéreux ne s'applique spécialement qu'à
cette variété qui a pour caractère précis de s'ulcérer dès le
début, » et, c'est à ce moment que la malade implore les
secours de la science. Elle souffre en effet cruellement des
modes suivants : *la douleur, les écoulements, les hémorrhagies* et se trouve exposée aux complications diverses

1. Gaillard Thomas. Traduction Lutaud. *Traité pratique des maladies des femmes.* Paris 1879.

conséquences de la *surface ulcérée* que présente son col de l'utérus.

Douleur. — Dans quelques cas, rares à la vérité, cet élément peut manquer absolument dans le complexus clinique, et l'on voit des malades qui non-seulement n'accusent aucune souffrance, mais encore ne se plaignent d'aucun trouble sensitif; la pression et les mouvements ne réveillent en rien ces phénomènes d'hyperesthésie.

Quelques auteurs ont affirmé que ces cas sont les plus fréquents. Nous ne le pensons pas avec la plupart. Lorsque ce caractère existe, il peut revêtir des formes assez variées qu'il emprunte aux causes nombreuses qui lui donnent naissance.

Tantôt elle est le fait du mode envahisseur du processus ulcéreux. Le col lui-même, on le sait, ne paraît pas doué de sensibilité, et la douleur surviendrait soit lorsque les culs de sac vaginaux sont atteints, soit quand les plexus nerveux voisins sont affectés; tantôt des poussées inflammatoires la produiraient, les crises péritonéales pouvant être aiguës ou chroniques, localisées ou généralisées.

Il arrive encore que la compression seule occasionnée par le développement exagéré de la tumeur soit accusable des phénomènes.

Sensations de déchirement, de brûlure, de picotement, de lancement, etc..., sont impliquées à la première étiologie; tiraillements, coutusions, courbatures lombaires, névralgies iléales, irradiations crurales et sciatiques, etc..., à la seconde; pesanteur, gêne, et tranchées..., à la dernière.

De plus il existe en général une sensibilité morbide de

l'organe qui se révèle à la suite du moindre mouvement,
empêche le coït, fait des lavages une opération pénible, et
peut même rendre la station debout et la marche presque
impossible.

De cet exposé ressort que de la douleur ne sera justi-
ciable d'un traitement local que dans certaines circonstances seulement. Lorsqu'elle est produite par l'extension
de l'ulcération par exemple, un topique qui arrêtera sa
marche et circonscrira son étendue dans les limites du possible sera déjà indiqué ; combien plus le sera celui qui en
outre aura l'avantage d'être *anesthésique*?

Écoulements. — Ce sont les accidents les plus intime-
ment liés à l'affection qui nous occupe, nous pensons qu'il
en sont en même temps les plus pénibles pour la malade.

Très abondants, ils soustrayent au sang une quantité
assez considérable de sérum, et constituent ainsi une cause
réelle d'affaiblissement par cette perte qu'ils entraînent.

Tous ordinairement, ils déterminent de la vaginite ou du
vaginisme, des érythèmes cuisants et persistants, des éro-
sions tenaces, quelquefois même des hypertrophies papil-
laires.

Eminemment fétides, le plus souvent, ils entretiennent
autour de la malade une atmosphère infecte dont la répu-
gnante odeur éloigne d'elle son entourage, et fait de la mal-
heureuse un objet de répulsion ; elle-même intoxiquée par
cet air vicié, horriblement dégoûtée d'une putridité à
laquelle elle ne peut s'accoutumer, est bientôt affligée d'une
inappétence que rien ne peut vaincre et qui hâte l'apparition de la cachexie.

Foncièrement septiques, puisqu'ils contiennent les produits altérés de la destruction de l'utérus morbide, ils sont quelquefois absorbés et causent l'appareil septicémique à terminaison rapidement fatale.

Et dans ce tableau ni navrant déjà, nous ne traçons que les grandes lignes, n'insistant pas sur ces conséquences encore insupportables, salissement des linges, constante malpropreté, obligation de soins incessants, etc....

Nous l'avons dit, les écoulements manquent bien rarement à cette période de la maladie ; aussi à tant de points de vue, méritent-ils d'attirer l'attention du médecin qui doit s'efforcer de les combattre.

Hémorrhagies. — C'est également lorsque survient l'ulcération qu'apparaissent les hémorrhagies. Auparavant on aura pu constater de l'augmentation dans les pertes menstruelles (ménorrhagies), et même quelques écoulements sanguins dans l'intervalle, mais toutefois ce n'est guère qu'à ce moment que l'on constate ces métrorrhagies véritablement inquiétantes.

A l'occasion de quelque mouvement ou bien encore de manœuvres thérapeutiques (telle l'introduction du spéculum), même spontanément, surviennent des pertes tantôt brusquement surabondantes, au point d'entraîner immédiatement un état anémique grave et presque syncopal nécessitant le tamponnement rendu excessivement douloureux, par l'état de morbidité spéciale aux parties, tantôt légères mais d'une intermittence durable, et aussi faibles et continues, véritable suintement, dont la débilité fonctionnelle est en tous les cas la conséquence fâcheuse.

Est-il besoin de faire ressortir la gravité de ce symptôme, qui emprunte au fait particulier un caractère d'autant plus malin, que ces pertes se produisent sur un individu déjà très affaibli par l'intoxication spécifique propre à son affection ?

Que si l'on en excepte les symptômes conséquents précédemment décrits, la présence d'une ulcération végétante, anfractueuse, sanieuse, est par elle-même la cause proche de tous les accidents les plus habituels aux plaies suppurantes cavitaires sans tendances réparatrices.

C'est dire qu'on observera des inflammations des tissus et organes avoisinants dont les péritonites sont les pires effets, des lymphangites avec toutes leurs conséquences, des phlébites des troncs veineux connexes, l'embolie, le tétanos, etc...

Donc, même en abandonnant la lutte contre l'élément spécifique, il reste encore au médecin une tâche laborieuse à accomplir. Rude sera le combat pour triompher de ces divers éléments douleur, écoulements aqueux, ichoreux, grumeux etc, dont les effets sont si pénibles. Nous pouvons ainsi formuler les indications de ce traitement (1) :

1° Tenir les parties dans une extrême propreté. Combattre la fétidité de l'écoulement. Diminuer la fréquence des hémorrhagies.

2° Donner autant de nourriture que le système peut en assimiler, à des intervalles réguliers, avoir toujours dans l'esprit que la véritable nutrition consiste à introduire des substances nutritives dans le sang et non pas seulement dans l'estomac.

3° Ne pas se laisser aller à porter un pronostic fatal,

1. Gaillard Thomas. *(loco citato).*

comme beaucoup de médecins sont quelquefois tentés de le faire. Laisser toujours l'espérance à la malade, et ne faire connaître la gravité du pronostic qu'aux parents ou intimes.

4° Calmer la douleur.

5° Pratiquer l'ablation des tissus morbides s'il en est encore temps.

6° Autrement éviter toute action chirurgicale.

7° Si la maladie, cependant est confinée à l'utérus, détruire les tissus morbides.

Examinons maintenant les divers procédés mis en œuvre pour satisfaire à ces indications.

III

DES TRAITEMENTS EMPLOYÉS

ÉTUDE CRITIQUE

Les indications que nous venons de formuler ont été diversement comprises : toutefois la constante préoccupation des praticiens a été de restreindre l'étendue envahissante du néaplasme, de soulager les malades et de prolonger leur existence. Et cependant longtemps on conserva l'illusion d'obtenir la guérison des tumeurs cancéreuses par des traitements internes.

Ce fut Storck de Vienne, qui le premier, préconisa l'extrait de ciguë, et Recamier rapporte quelques cas de guérisons obtenues par cette méthode (1).

On proposa tour à tour une foule de médicaments que j'énumérerai à simple titre de curiosité ; ainsi nous voyons employer : « les préparations d'aconit, de belladone (Lambergen) : le lézard gris (Jos Hores) les mercuriaux, l'arsenic (Lefèbre de Saint-Hidefond, Instamond), le chlorure de barium (Crawfort), les sels de cuivre, les sels de fer,

1. Recherches sur le traitement du cancer (tome 1er page 474) chose curieuse, on le voit prescrire l'extrait de ciguë avec un régime alimentaire très sévère.

(Carmichael), l'iode (Ullmann) ; l'oxyde d'or (Chrestien) ; les alcalins etc. (1). »

Ce n'est qu'après avoir constaté l'insuccès de ce procédé thérapeutique, que furent justement abandonnés ces agents sur le compte desquels on a rapporté des résultats favorables dus à une erreur de diagnostic.

Nous pensons donc qu'il sera sage de s'abstenir complètement de tous ces médicaments qui ne sont pas sans produire des inconvénients sérieux spécialement du côté du tube digestif, sur le fonctionnement régulier duquel on doit compter pour prolonger la vie des malades.

« Nous pouvons porter le même jugement sur les médications externes variées qu'on a opposées au cancer ; les préparations de plomb, les pommades résolutives, les emplâtres de savon, de ciguë, de Vigo, les applications de glace (Arnots), etc., etc.., tout cela n'a jamais procuré une seule guérison (2). »

M. le docteur Vidal à l'hôpital Saint-Louis, dans le traitement des épithéliomas cutanés emploie, concurremment au râclage quand il est possible, la solution saturée de chlorate de potasse appliquée localement avec une compresse maintenue constamment imbibée, et il administre en même temps le chlorate de potasse à l'intérieur, à la dose de 0 gr. 50 à 2 gr. par jour.

Ce mode de traitement fut employé pour la première fois par Bergeron qui en obtint des succès à Alfort et ensuite chez l'homme. Milon, W. Cooke et Leblanc fils citent des cas de guérison.

1. Dictionnaire de M. Jaccoud, tome 6- page 192.
2. Diction. Jaccoud, *loco citato*, page 193.

La thérapeutique médicale étant impuissante, on songea à intervenir localement, et Osiander de Gœttengue en 1802 pratiqua pour la première fois l'extirpation de la tumeur.

En France Lisfranc vulgarisa ce procédé, mais suivant Pauly (1) ce maître nous aurait transmis de fausses statistiques sur les résultats qu'il en obtint.

Quand le mal est limité exactement à la portion vaginale du col, l'amputation de celui-ci est évidemment une ressource qui peut donner aux malades la chance d'une guérison radicale, et cette intervention serait d'autant plus rationnelle que de tous les néoplasmes utérins, l'épithélioma est celui qui se généralise le moins vite, et qui pendant longtemps, de l'avis des auteurs, reste localisé.

Plus l'intervention sera donc hâtive, plus le praticien pourra espérer un succès. Ce traitement ne touchant pas de très près l'idée générale de notre travail, nous ne ferons que mentionner les différentes méthodes qu'on a mis en usage.

Le bistouri, l'écraseur de Chassaignac, l'anse galvanique, et plus récemment le thermo-cautère, sont les moyens employés ; suivant les indications spéciales, on choisira l'un de préférence à l'autre, car tous permettent d'arriver au but qu'on se propose.

Le bistouri réclame beaucoup d'adresse de la part de l'opérateur et la besogne est facilitée quand on peut attirer, comme le faisait Lisfranc, le museau de tanche jusqu'à la vulve, on conçoit que les auteurs modernes aient renoncé à ce procédé si on réfléchit un instant au délabrement ré-

1. H. Pauly. *Maladies de l'utérus*. Paris, 1836.

sultant d'une pareille manœuvre, au tiraillement des ligaments utérins et aux péritonites consécutives.

De plus, par l'emploi du bistouri, on doit redouter des hémorrhagies quelquefois assez sérieuses. On choisit donc de préférence l'écraseur linéaire de Chassaignac. Les difficultés qui se rattachent au bon fonctionnement du galvano-cautère, telles que : inconstance du courant et résistance du fil métallique à la fusion, ne permettent pas de tirer le bon parti qu'on pourrait attendre de ce procédé.

Le thermo-cautère de Paquelin avec un couteau courbe peut rendre de signalés services, mais la fumée produite par la combustion des tissus, quand on opère au fond du vagin, empêche de suivre la marche de l'opération.

Toutefois, ces différents procédés ne trouvent leur application que quand il y a possibilité de détruire tout le néoplasme.

Dans la majorité des cas, les malades ne réclament les soins du médecin que lorsqu'il n'y a plus d'opération possible, et comme d'autre part, quand l'opération eut lieu, il y a fréquemment récidive dans un temps plus ou moins éloigné, le traitement des symptômes s'impose tôt ou tard d'une manière absolue, car on ne peut assister impassible à cette série d'accidents qui finissent par enlever les malades, mais après des souffrances horribles qu'il est de notre devoir de tempérer.

L'action palliative se limite à bien peu de chose, mais cependant on doit agir en face d'un mal qui fait d'incessants progrès, il faut chercher à l'enrayer à l'aide de moyens moins actifs qui, sans porter leur action au-delà s tissus morbides, seraient au moins capables de modifier profondément la nature de ces derniers » (Gallard).

C'est ici que prennent place des agents thérapeutiques en nombre considérable, employés avec plus ou moins de succès et au nombre desquels nous voulons inscrire l'iodoforme.

Faisant abstraction du traitement général tonique et fortifiant sur lequel il faut toujours insister, l'intervention du médecin dans le traitement de l'épithélioma ulcéré du col semble réglée par ces considérations. Il faut :

1° Retarder la marche du néoplasme ; 2° Diminuer l'écoulement et en combattre la fétidité ; 3° Arrêter les hémorrhagies ; 4° Calmer la douleur.

1° Pour s'opposer aux progrès du mal on s'est proposé d'agir avec tous les agents escharrotiques, cautère actuel et cautères potentiels.

L'énumération des substances caustiques serait trop longue, je n'en citerai que les principales : le caustique de Filhos, le chlorure de zinc, la pâte de Canquoin, l'acide nitrique pur, la pâte arsénicale, l'acide chromique, le nitrate acide de mercure, le perchlorure de fer (Gallard) (1). Tous ces moyens, à côté de leurs avantages présentent des inconvénients sérieux ; ils détruisent une partie du cancer, mais ils sont d'une application difficile et ils peuvent provoquer des accidents très graves comme on en compte surtout avec le caustique de Filhos, douleurs atroces, délire, péritonite, etc., ayant amené la mort.

Quand même on n'aurait pas à craindre ces accidents

____

1. *Gazette des hôpitaux*, 6 juillet 1807.

presque immédiats, nous croyons avec M. Courty que les caustiques rendent un mauvais service et qu'ils doivent être proscrits. Leur action brutale retentit d'une manière fâcheuse sur la marche du mal ; la partie mortifiée doit provoquer pour s'éliminer une inflammation dans le néoplasme lui-même, qui, par cette action excitante acquiert une vitalité plus énergique et conséquemment une prolifération plus abondante. Cet effet contrebalance au moins l'action destructive.

Quelques-uns de ces agents caustiques comme la pâte arsénicale et l'acide chromique par voie d'absorption passant dans le torrent circulatoire doivent faire craindre des accidents d'empoisonnement. Nous avons vu tout dernièrement M. le Dr Gillette dans son service, être obligé de renoncer à l'emploi de l'acide chromique dans le traitement d'un papillome vulvaire. La malade était prise après chaque cautérisation de douleurs atroces et de vomissements incoercibles.

2° L'emploi des caustiques se fait aussi dans le but de diminuer l'écoulement.

En détruisant une partie de la tumeur on en diminue le volume, on en modifie la surface sécrétante et l'écoulement devient moins abondant. Il est important de la part du médecin de s'occuper à diminuer l'écoulement car, quand même il ne serait pas fétide, il incommode beaucoup les malades et peut amener des irritations à la vulve et à la face interne des cuisses. A cet égard nous ne partageons pas l'avis de M. Churchill (1) qui pense qu'il ne faut pas

---

1. Churchill. *Tr. pr. des mal. des femmes*, trad. franç. p. 458.

chercher à arrêter l'écoulement, qui lui paraît être plus utile que nuisible.

L'acide chromique, l'acide phénique, le tannin, l'alun, le perchlorure de fer au 1/10, le nitrate d'argent en solution concentrée et la créosote paraissent être les plus avantageux, ils produisent à la surface de la tumeur une couche desséchée due à leur action coagulante sur la lymphe et l'albumine.

Si l'on veut éviter l'action trop violente des caustiques énoncés ci-dessus on peut les atténuer ou les remplacer par des injections fréquemment répétées faites avec la décoction de feuilles de noyer, d'écorce de chêne, racine de bistorte, de ratanhia, par une solution vinaigrée ou phéniquée au 1/20.

Jusqu'au moment où débute l'ulcération le caractère de l'écoulement diffère très peu de celui d'une sécrétion vaginale, mais dès que la destruction organique commence il devient fétide, il emporte avec lui les détritus du néoplasme végétant. Pour combattre la fétidité, les efforts du médecin et de la malade sont très souvent sans effet remarquable. Lavages à l'eau chaude contenant une cueillerée d'eau de Labarraque par litre, avec des solutions de permanganate de fer, de potasse, d'acide phénique au 1/100, d'eau alcoolisée, bains de siège, soins de propreté minutieux, tout cela n'arrive pas à détruire la mauvaise odeur qu'on sent à distance.

Il ne faut pas croire aussi qu'il soit chose facile de faire habituer les malades d'une manière méthodique aux lavages du vagin : si cela se peut dans les premiers mois de l'affection, il en est tout autrement à une époque avancée ;

les lavages alors provoquent souvent des douleurs et des hémorrhagies ;

3° Quant aux hémorrhagies qui se produisent pendant le cours de la maladie, elles sont graves ou légères.

Dans ce dernier cas, des injections astringentes, une légère application directe faite avec un pinceau imbibé de perchlorure de fer, de chlorure de zinc et même le fer rouge en triomphent facilement.

Quant l'hémorrhagie est grave et met en danger la vie de la malade, il n'y a pas une minute à perdre : le tamponnement et les injections sous-cutanées d'ergotine se présentent comme seule ressource pour combattre l'accident.

Le tamponnement arrête mécaniquement l'hémorrhagie mais il gêne beaucoup les malades, pendant tout le temps qu'il doit rester en place et les douleurs deviennent plus fortes.

Les injections hypodermiques d'ergotine doivent être faites avec prudence ; des doses trop élevées peuvent amener des phénomènes cérébraux et constituer dès lors l'*ergotisme aigu*.

On les voit aussi donner lieu à des douleurs intenses persistantes, et à des phénomènes inflammatoires : abcès, phlegmon, etc., inconvénient très sérieux qui en fait restreindre l'application de la méthode.

Malheureusement, ce médicament ne produit qu'un effet momentané : une fois l'élimination du médicament opérée, l'action spéciale qui en avait fait réclamer l'usage disparaît en même temps, et la disposition aux hémorrhagies se rétablit aussitôt.

La poudre d'iodoforme, que nous employons, n'a pas la

prétention, comme nous le verrons, d'arrêter les hémorrhagies et de se substituer à l'ergotine ; elle n'est pas
comme celle-ci un médicament vasculaire (Germain Sée),
ou musculaire de la vie organique (Paulier) ; ce n'est qu'en
modifiant la nature des bourgeons du néoplasme, que la
disposition aux hémorrhagies diminue d'une manière certaine, elles deviennent, en effet, plus rares, et la nécessité de
l'emploi de l'ergotine se présente avec avantage moins
fréquemment.

4° Pour calmer la douleur on a mis en pratique les
agents anesthésiques et les narcotiques.

Localement on a pratiqué des injections vaginales cal-
mantes, contenant opium chloral, etc., sans beaucoup
d'effet. L'absorption par cette voie étant minime ; celles
qu'on porte dans le rectum produisent des effets plus sen-
sibles, et on doit en dire autant des suppositoires.

Un moyen à essayer et qui paraît excellent, ce sont les
injections d'acide carbonique (1), dont tous les auteurs
connaissent les propriétés anesthésiques. Le chloral, le
bromure de potassium, les préparations de belladone,
d'aconit, de datura donnent quelques résultats quand la
douleur n'est pas très intense, Le souverain remède est
constitué par l'opium et l'un des plus importants de ses
alcaloïdes, la morphine.

Au début, et à doses modérées, l'opium produit un
calme complet ; son action sédative directe, sur la sensibilité, procure à la malade un peu de sommeil réparateur
et il lui fait renaître l'espoir pour la guérison.

1. Follin. *Arch. gén. de médecine*, 1856, tome II, page 688.

Le seul inconvénient de ce traitement symptomatique, est de déterminer de la constipation et des douleurs par compression quand la malade se présente à la garde-robe.

On le combattra par des lavements huilés, glycérinés, etc.

Tout marcherait à merveille si par l'usage modéré de l'opium, on pouvait annihiler la douleur pendant tout le temps que dure la maladie. Mais il s'en faut de beaucoup. Les doses répétées, même en faible quantité finissent, par émousser l'impressionnabilité de l'organisme à l'action de l'opium et l'économie pour en obtenir les effets salutaires est condamnée fatalement à une absorption toujours croissante.

Les doses auxquelles on peut arriver sont incroyables ; Trousseau cite le cas d'un malade qui était arrivé à boire impunément un verre de laudanum par jour. Knigth (de New Haver) avait une malade qui prenait, sans en ressentir des fâcheux effets, six grammes de morphine par jour.

C'est là l'exception. Le plus ordinairement on assiste à une série d'accidents qui réunis dans un tableau clinique constituent le morphinisme chronique. Les malades sont très irritables et tombent dans un état cérébral tout spécial caractérisé par de l'insomnie, de l'agitation, par des *hypéresthésies cutanées*, des *viscéralgies très violentes* et par un tremblement semblable à celui de l'alcoolisme chronique. Il y a des troubles profonds du côté de l'appareil digestif, disparition complète de la sensation de la faim, dégoût pour la viande, nausées, vomissements, constipation et à une forme plus avancée, délire, et la malade finit par succomber dans le marasme.

Si dans le but d'éviter ces accidents on supprime l'administration du toxique, d'autres accidents tout aussi graves se manifestent immédiatement. Dans les premiers moments de l'abstinence il y a faiblesse générale puis il survient une phase d'excitation, les malades vous supplient de leur donner de la morphine, il y a angoisse extrême, palpitation dyplopie, éternuments, baillements, diarrhée, mouvements convulsifs et dans la nuit délire ambulatoire. Tous ces accidents peuvent être suivis de mort.

Il semble donc que les avantages de la méthode analgésique ne soient véritablement réels que quand la malade se trouve calmée par de petites doses. Au delà, il y a danger certain : il vaudrait mieux y renoncer.

En résumé on voit par l'examen de tous ces modes que la grande majorité des médicaments employés ne réalisent jamais qu'un nombre limité davantages, ne répondent qu'à une ou peu d'indications, que de plus tous ont des inconvénients.

Il nous reste à examiner la valeur de l'iodoforme à ce point de vue.

Disons d'abord ce qu'il est, et d'où il vient.

IV

DE L'IODOFORME

NOTIONS HISTORIQUES

L'emploi de l'iodoforme dans la thérapeutique date seulement du siècle actuel. Ce n'est, en effet, qu'en 1822, que Sorellas, chimiste français, découvrit ce corps dont il ne reconnut pas du reste la véritable composition. Dumas la détermina dans la suite.

Suivant Oberlœnder (1) ce serait un belge du nom de Rhigini qui le premier en aurait fait usage en médecine : cet auteur a produit effectivement un travail assez complet sur les propriété pharmacologiques de cette substance, en 1862.

Pour les Allemands qui ont surtout vulgarisé son emploi dans ces dernières années, l'honneur de cette application serait due à l'un d'eux.

Il nous semble donc utile d'affirmer ici que l'introduction de cette substance dans le domaine thérapeutique doit être attribué à M. le professeur Bouchardat, qui lui donne une place dans la pratique médicale dès 1837, époque à laquelle ce savant auteur publie dans le Journal de pharma-

1. Deutsche Zeitschrift für pratische medicin, vol. XXXVII, p. 433.

cie un mémoire fort complet pour le temps, dans lequel sont déjà consignés d'heureux résultats dans le traitement des goîtres et des scrofules.

Sa voix peu entendue cependant, ne fut pas perdue, puisqu'en 1848 le Dr Glover préconise aussi l'iodoforme dans le goître à l'intérieur et dans les maladies de la peau, psoriasis, impétigo, etc., à l'intérieur.

Après le mémoire de Moretin et Humbert présenté en 1853, à l'Académie de médecine où il était dit expressément que non-seulement l'iodoforme pouvait remplacer l'iode dans toutes les circonstances où cet agent est indiqué mais qu'encore il lui est préférable en ce qu'il s'absorbe plus facilement, ne détermine pas d'irritation locale, et jouit de vertus anesthésiques spéciales, nous voyons son emploi se généraliser rapidement.

En Angleterre, on utilise surtout ses propriétés anesthésiques. Incoporé au beurre de cacao, Nunn s'en sert à Middlesex hospital, pour calmer les douleurs du cancer de l'utérus ; en pilules, Greenlacts le donne à Saint-Bartolomew's hospital lors de névralgies diverses.

En Allemagne, Liechfeld l'emploie pour lutter contre les accidents ganglionnaires et cutanés de la scrofule.

En Italie, c'est Pizani et Franchini, qui en recherchent les effets.

En France enfin, Besnier et Sallier le prescrivent dans les dermatoses, et Demarquay le préconise dans le cancer de l'utérus.

Bientôt, en 1878, son emploi prend encore de l'extension, mais dirigé dans des buts assez spéciaux ; on tend toujours à lui attribuer les qualités de l'iode et on lui fait jouer les rôles thérapeutiques de ce médalloïde.

A ce moment, Moleschott (1), professeur de physiologie à Turin, publie dans le « Wiener medicinische Wochenschrift, » un article dans lequel il rend compte de ses résultats dans les traitements dirigés contre les tubercules et la syphilis.

Bernatzick et Mracebr (2) le prennent dans les mêmes cas, Rechtwal (3) le donne comme topique en suppositoire dans les affections du col.

Bertheley Hill (4) le prescrit à l'intérieur contre la syphilis, Vindham cottle, Presser James etc., l'emploient en même temps.

Quoique déjà à ce moment M. Féréol s'en fût servi dans les plaies languissantes atones, de mauvaise nature, à faibles tendances réparatrices pour hâter la cicatrisation ; on peut toutefois appeler cette phase la période *médicale de l'iodoforme.*

En 1880, *le D*r *Mosetig von Moorht de Vienne* inaugura sa *période chirurgicale.* A ce point de vue Mikuliez (5) nous dit bien que le professeur Lister connaissait parfaitement les qualités antiseptiques de l'iodo-

1. Offenes Sendschreiben an Herrn prof. C. Binz, 1878 et Giornale internationale delle scienze mediche n° 5 et 6, 1878.

2. Wien med. Wochenschrift n° 27 et 28.

3. Allgemeine med. Zeitung, n° 5, 1878.

4. Brist. *méd. J.* 26 janv. 78, p. 127.

5. Ueber die Verwendung des iodoforms bei der Wundbehandlung (*Archiv. für klinische chirurgie* 1881, p. 390).

forme et le préconisait même comme le traitement par excellence dans les cas d'ulcères variqueux sanieux et à odeur nauséabonde, mais toutefois c'est le professeur de Vienne (1) qui a le mérite d'en avoir introduit l'usage dans la thérapeutique chirurgicale *générale*.

On ne peut lui contester d'avoir le premier fait des études sérieuses sur les vertus curatives de l'iodoforme, non pas comme jusqu'à lui dans des cas spéciaux, lors de plaies atones de mauvaise nature, vénériennes etc., mais dans les cas journaliers les plus divers. Et cependant il eut une telle tendance à considérer plus particulièrement les processus de nature tuberculeuse qu'il en vint à affirmer que l'iodoforme avait une action spécifique sur le tubercule.

Cette prétention fut jugée excessive et considérée comme utopique, d'où la raillerie « trop beau pour paraître vraisemblable (2) » du Centralblatt für chirurgie, qui selon Delbattaille et Troisfontaines (3) tombe aujourd'hui devant la réalité des faits.

Les résultats de Mosetig soulevèrent un enthousiasme considérable, et bientôt les observations se multiplièrent.

En 1881 nous les voyons produites en masse au Congrès de Berlin par la plupart des chirurgiens allemands dont Billroth et Gussenbauer, Boeckel à Strasbourg (4),

1. Ueber Auwedung des iodoforms in der chirurgie (Wiener medic. Wochenschrift 1880, n°ˢ 43 et suivants et 1881, n°ˢ 13, 44 et suiv.).
2. 1881, n° 8.
3. Du pansement à l'iodoforme (Liège 1882).
4. *Gazette médicale de Strasbourg*, oct. 1881.

Schœnborn à Kœnigsberg (1) et Leisrink à Hambourg (2)
apportent à l'actif du médicament des résultats heureux.

Cette vogue ne pouvait durer, et à ce moment une
réaction se produisit, motivée par les publications coup sur
coup de cas d'empoisonnements par Ringer; Schede,
Schneider, Mundy, Henry, Hœftmann, Rocher, Kuster (3),
Czerny (4), Kœnig, Gorges, etc.

Ringer annonce que c'est un poison cardiaque. Schede
met en garde contre son emploi. Selon lui, le pouls peut
monter à 180 sans que la température soit augmentée et
sans qu'il y ait autre chose qu'un peu de malaise et de
perte d'appétit ; d'autres fois pouls et température montent
prodigieusement tous deux. Schede et Kuster reconnais-
sent que l'iodoforme peut même entraîner la mort par un
collapsus soudain. Le Dr Mundy de Vienne pense que les
accidents sont dus à une mauvaise administration du médicament ; cela peut être vrai mais il faut encore approfondir
l'action de l'iodoforme avant de l'employer constamment et
cela n'explique pas tous les phénomènes toxiques.

Le Dr Schede (5) parle d'idiosyncrasie ; cela n'est peut-
être pas absolument faux, mais avant de l'admettre il faut
étudier et compléter les observations surtout pour ce qui
est de l'acné.

Le Dr Rocher de Berne a remarqué d'étranges ressem-
blances entre l'empoisonnement par l'iodoforme, et l'empoi-

---

1. Berlin Klinische Wochenschrift, 1881, n° 45.
2. Berlin, n° 47.
3. Wien med. Wochenschr. 1882, p. 147.
4. Berl. Klin. Vochensch. 1882, n°s 13-14.
5. Centralblatt f. chirurgie 1882, p. 33.

sonnement par le chloroforme, et dans l'un de ces cas il y avait symptômes de néphrite aiguë (1).

Gorges (2) emploie l'iodoforme à l'hôpital Augusta de Vienne, et dit avoir observé fréquemment des accidents d'intoxication même avec de faibles doses ; en outre, les érysipèles et les phlegmons se montrent bien plus fréquents qu'avec la méthode de Lister.

Kœnig ne mentionne pas moins de trente-deux exemples d'intoxication par l'iodoforme dont dix avec terminaison mortelle (3).

Aussi, malgré des conclusions encore récentes de Mosetig-Moorhf dont je détache les extraits suivants :

« Pour les plaies de toute nature l'iodoforme semble être l'antiseptique le plus sûr ; sa solubilité difficile dans les liquides de l'économie le fait rester plus longtemps sur la plaie et lui permet de développer de durables influences antiseptiques.

L'effet ' plus immédiat de l'iodoforme, appliqué sur les plaies est de calmer la douleur, puis il active la granulation et empêche l'infection.

La guérison des plaies s'effectue le plus souvent sans fièvre ; dans d'autres cas, il y a un peu d'exacerbation vespérale. L'iodoforme est un antiseptique trop puissant pour avoir besoin d'employer d'autres antiseptiques conjointement avec lui.

Le pansement à l'iodoforme est le plus sûr, le plus durable, le plus facile, le moins coûteux.

1. Phil. med. Times, mai 1882.
2. Centralblatt für chirurgie, 1882, n° 10.
3. Cenbralblatt für chirurgie, 18 et 25 février 1882.

L'iodoforme permet de faire de la chirurgie antiseptique dans la cavité buccale, le rectum, dans le voisinage de l'anus et de la vessie, ce qu'on ne pouvait faire avant (1) ». M. le Dr Dentu (2) écrit qu'il n'est plus permis de recommander l'iodoforme comme antiseptique général dans les grandes blessures ou à la suite des opérations, qu'il est dangereux et inutile en applications trop larges et sur des plaies récentes, mais qu'il est excellent dans les cas de plaies atones et fongueuses.

Au point de vue tout spécial que nous considérons, peu d'études ont été produites. Parmi les faits épars et disséminés que nous avons rencontrés, nous citerons l'opinion de Eastlake, qui dès 1866 affirma à la Société obstétricale de Londres l'influence favorable de l'application de l'iodoforme sur les cancers du col, opinion confirmée par Greenlaets et par Demarquay, comme nous l'avons vu. Plus récemment A. Martin cite dans diverses observations gynécologiques cinq cas de cancer du col dont trois ne furent pas améliorés, et deux guérirent sans récidive. Enfin dans une revue parue il y a quelques mois, M. Berger (3) donne ainsi l'état de la science sur la question qui nous intéresse :

« On voit par ce qui précède que l'iodoforme appliqué comme topique paraît surtout utile dans les cas de cancer utérin dont il semble diminuer les douleurs et modifier les sécrétions fétides. »

1. Samuel. Clin. — Vortrœge von Rich. Volkmann Lespick 1882.

2. Du pansement à l'iodoforme et de ses dangers. Paris 1882.

3. *Rev. des sciences méd.* en France et à l'étranger, t. 21, 2ᵉ fascicule, p. 750 (1883).

Quant aux tentatives ayant eu pour but d'enlever à ce corps son odeur désagréable, elles sont restées vaines jusqu'à présent, et la poudre dont nous parlons réaliserait à ce sujet une amélioration notable et nouvelle.

V

L'IODOFORME DANS LES CANCERS ULCÉRÉS

POUDRE DÉSINFECTÉE. — EXPOSÉ DES FAITS

S'autorisant de l'exemple de tant de chirurgiens que nous venons de citer, M. le docteur Gillette (1) employa l'iodoforme dans les cas de plaies de mauvaise nature ou dans celles qui bien bourgeonnantes d'abord prenaient soit par·le fait d'un vice diathésique ou par suite de circonstances autres, un aspect blafard et pultacé.

Considérant après quelques essais que l'iodoforme modifiait considérablement les tissus et semblait empêcher dans les surfaces de mauvaise nature la résorption des principes toxiques propres aux ulcères carcinomateux ou autres, et, par conséquent agissait non seulement au point de vue local, mais aussi au point de vue général, il appliqua surtout ce mode de pansement aux cancers ulcérés.

Du reste, les ressources de son service de Bicêtre lui permirent de faire sur ce sujet de très nombreuses observations, et, il put conclure que, dans les cas de ce genre, l'iodoforme donnait de très bons résultats. Les principaux seraient : la diminution de la sécrétion ichoreuse et fétide,

1. Communication orale.

a tendance à la dessication de la surface servant de lieu d'application, la cessation, ou tout au moins le retard du bourgeonnement néoplasique, le développement de bourgeons de bon aspect et peu saignants, d'une façon générale le maintien de la surface cancéreuse dans le *statu quo*.

Et comme il ressortait en somme de cette étude de l'iodoforme, à ce point de vue tout spécial du traitement du cancer ulcéré, que ce topique semblait doué des qualités les plus aptes à combattre les effets de l'envahissement de l'ulcération carcinomateuse, et les conséquences immédiates de sa présence, notre maître adopta ce mode de traitement dans l'épithélioma du col.

Il n'y a pas là, hâtons-nous de l'ajouter, une action spécifique analogue à la vertu anti-tuberculeuse attribuée par Mosetig à ce même topique; c'est, comme nous nous proposons de le démontrer dans le chapitre suivant, à ses propriétés générales que l'iodoforme doit de remplir mieux que tout autre médicament les indications spéciales de ce traitement.

M. Gillette, frappé comme ses devanciers de l'inconvénient conséquent de l'insupportable odeur de ce corps, comme eux aussi chercha à y obvier.

Bien des tentatives ont été faites et avec raison, dans ce seul but, et quoique certains prétendent que ce désagrément n'est pas à compter, nous pensons qu'il est bon de s'en préoccuper.

Catillon avait préconisé l'emploi de la fève du Tonka ; la présence de ce corps suffirait à faire disparaître l'odeur safranée si caractéristique ; ce moyen est très infidèle.

Avec l'essence de rose employée par M. Yvon dans ses

préparations on a le même inconvénient, qu'avec le procédé de Kisch dont voici la formule :

Iodoforme. . . . . 10 gr.
Glycérine. . . . . 100 gr.
Essence menthe . . 3 gr.

de ne pas durer assez longtemps. Nous pourrions citer de nombreux essais ; avec l'essence de menthe, la vaniline, la teinture de benjoin, l'essence de citron...., etc...., tous sont infructueux.

On a également employé sans résultat heureux l'association de l'iodoforme aux acides acétique et phénique.

M. Gillette a eu l'idée de la formule suivante :

Iodoforme . . . . 18 grammes.
Sulfate de quinine . . . . 3 grammes.
Essence de menthe. . . . XL gouttes.
Charbon (pulvérisé) . . . 15 grammes.

Dans cette poudre l'adjonction du charbon rend la désinfection momentanée due à l'essence de menthe *essentiellement durable*. Elle se présente avec une coloration noire verdâtre, ténue, facile à manier, d'une odeur de menthe pénétrante, et *sans aucune trace d'odeur safranée*.

Conservée *des mois* dans un flacon *elle persiste dans son état de désinfection*.

C'est cette poudre particulière que nous avons vu employer, et dont on s'est servi dans les observations que nous relatons :

Observation I (personnelle).

Anasthasie B..., journalière, âgée de 50 ans, entre le 15 mai 1883 dans le service de M. le Dr Gillette, où elle occupe à l'hôpital Tenon le n° 5 de la salle Ambroise Paré.

Les antécédents héréditaires n'offrent rien de particulier : sa mère est morte au cours d'une paralysie à 70 ans, son père de sénilité (?) à 72 ans. Les frères et sœurs se portent bien.

Elle-même n'accuse pas de maladies antérieures, à celle qui nous occupe. On ne trouve dans son passé ni scrofule, ni syphilis. Réglée à quinze ans, elle l'a toujours été régulièrement, sans avoir de pertes leucorrhéiques jusqu'à la fin de 1881.

Mariée à 23 ans, elle a eu deux couches heureuses, ses enfants sont en bonne santé.

Dans ces dernières années toutefois elle a eu beaucoup à souffrir : mauvaises conditions hygiéniques, excès de travail, défaut d'alimentation etc.

Toutefois, elle était de constitution assez robuste, suffisant à ses labeurs habituels, quand vers la fin de l'année 1881 au moment de la ménopause elle ressentit divers malaises, douleurs hypogastriques, et troubles digestifs : elle remarqua à ce moment qu'elle avait des pertes blanches assez abondantes.

Cependant elle continuait à vaquer à ses occupations, maigrissant et s'affaiblissant progressivement de plus en plus. Vers le commencement de février 1883 elle eut tout à coup sans cause appréciable une métrorrhagie extrêmement abondante qui achevant de l'épuiser, la força à prendre le lit, *que depuis elle n'a plus quitté que pour venir à l'hôpital.* Pendant cette période de la maladie, l'hémorrhagie se reproduisit avec une intensité variable à diverses reprises, trois ou quatre fois, dit-elle, et dans l'intervalle les pertes blanches devinrent continuelles, très abondantes et prirent une odeur fétide.

Le malade est à son entrée dans le service dans un état de cachexie si prononcé, qu'à première vue nous soupçonnons une affection cancéreuse. Teint jaune paille de la peau, amaigrissement considérable, léger œdème malléolaire nous frappent au premier abord. On constate ensuite : langue blanchâtre et humide, perte d'appétit, digestions pénibles, constipation habituelle.

Appareil cardio-pulmonaire indemne. Sueurs nocturnes, miction normale, urine non albumineuse.

Insomnie fréquente, sans autre signe encéphalique.

Ventre légèrement distendu, pas d'ascite ni de circulation collatérale. Douleurs rares, rapportées aux lombes. Écoulement abondant d'un liquide sanieux, à odeur fétide, à coloration grisâtre, fréquemment teinté de sang.

Le toucher révèle la présence d'un épithéliome ulcéré du col de l'utérus. Le doigt arrive sur une masse de végétations de consistance inégale, fongeuses et saignantes. Les culs-de-sac vaginaux ne sont pas envahis.

Le toucher rectal montre que les parois de cet intestin sont saines.

Pansement : tampon de coton iodoformisé soutenu d'un autre glycériné.

19 mai. — On renouvelle le tampon, pas d'hémorrhagies. Pas de modification des pertes blanches.

25. — Pansement. Douleurs intermittentes dans l'hypogastre. Pas d'hémorrhagie. Légère diminution de l'écoulement qui a perdu sa fétidité.

29. — Pansement. Pas d'hémorrhagie. Diminution notable de l'écoulement. La malade se sent mieux comme état général. A un peu d'appétit.

2 juin. — Pansement. Le mieux continue; les pertes blanches ont encore diminué.

3 juin. — Légère hémorrhagie. La malade s'en trouve un peu affaiblie.

6. — Perte d'appétit. La malade est toujours fatiguée.

7. — Pas d'amélioration. Pansement.

8. — L'appétit revient, un peu de mieux se manifeste.

12. — Pas d'hémorrhagie depuis le 2. Encore quelques pertes blanches. État général satisfaisant.

20. — Pansement. L'écoulement blanc est insignifiant.

24. — Pansement. Même état. L'état général se relève.

30. — Pansement. L'écoulement a pour ainsi dire disparu. L'état général se maintient. Nous pratiquons le toucher à ce moment, les fongosités plus fermes ne saignent pas, le cul-de-sac postérieur commence à se prendre; les autres parties du vagin sont indemnes.

1er juillet. — Même état.

4 juillet. — Pansement. La malade qui ne s'est pas levée depuis six mois, demande à quitter son lit.

5 juillet. — La malade s'est trouvée bien de son essai; les jambes un peu roidies ne l'ont pas empêchée de se promener une partie de l'après-midi.

Nous avons obtenu dans le cas un résultat remarquable surtout au point de vue de l'amélioration de l'état général. Cette malade si cachectisée à son entrée qu'elle ne pouvait quitter le lit, voit au bout d'un traitement régulier suivi pendant deux mois, ses forces revenir assez pour lui permettre de se lever.

L'écoulement fétide qui la fatiguait a disparu, l'appétit est en partie revenu, et elle a l'illusion d'un rétablissement complet de sa santé.

Les hémorrhagies qui l'avaient affaiblie à trois reprises différentes en février n'ont reparu qu'une seule fois au cours de ces deux mois de traitement.

A cause de cette prédisposition aux pertes de sang, nous n'avons pas pansé la malade à l'aide du spéculum, aussi ne pouvons-nous donner parallèlement la marche exacte suivie par le processus cancéreux, ce que nous montrerons dans une autre de nos observations. Du reste, le mode de pansement a été des plus simples : il a suffi, *la malade restant couchée*, d'introduire dans le vagin, *avec la main*, un tampon d'ouate saupoudré d'iodoforme, et enduit de vaseline sur ses bords : ce procédé n'a jamais produit ni fatigue, ni souffrance, ni hémorrhagie.

C'est encore là un des avantages de ce procédé, de n'entraîner aucun déplacement, aucune gêne même pour son application.

OBSERVATION II (personnelle).

Emma L..., âgée de 39 ans, lingère, entre le 10 février 1883, dans le service de M. le Dr Gillette, salle Delessert, n° 9 (hôpital Tenon).

Elle n'accuse d'autre antécédent héréditaire probable que sa mère, morte, dit-elle, d'une tumeur, à 53 ans. Son passé n'offre aucun intérêt au point de vue qui nous occupe. Elle a toujours été de constitution débile, sujette depuis sa menstruation qui ne s'établit que tard, à 16 ans, à un écoulement leucorrhéique intermittent. Elle n'est pas mariée, un enfant lui est né il y a douze ans, mort au bout de dix-huit mois, d'affection intestinale.

Le début de sa maladie remonterait à huit mois, toutefois elle ne peut pas nous préciser, car sa santé n'était déjà pas parfaite.

A plusieurs reprises elle se serait plainte à cette époque de crises douloureuses, à siège abdominal, et de troubles menstruel. Toutefois elle rapporte à une hémorrhagie qui serait survenue en juillet 1882 le commencement de son affection.

Depuis il s'établit, un état général mauvais, inappétence, constipation, amaigrissement etc..., et localement, les pertes blanches devinrent très abondantes, plus colorées, et fétides.

A son entrée on constate un amaigrissement notable mais pas excessif, son teint est plutôt anémique que cachectique.

La malade mange peu, a quelquefois des vomissements, est en général constipée.

Un peu d'oppression, quelques râles de bronchite disséminés dans les deux poumons. Appareil vasculaire, normal.

Pertes blanches excessives, d'une odeur extrêmement fetides. Les hémorrhagies sout rares, mais il arrive souvent un suintement sanguin peu abondant et persistant.

Douleurs vives dans l'hypogastre, cuisantes, exaspérées lorsque la malade marche et se fatigue.

Le toucher vaginal laisse arriver sur une masse ulcérée occupant le col de l'utérus seulement, très dure offrant des végétations comme mamelonnées, inégales et assez fermes.

Examinée au spéculum la tumeur se montre avec les caractères déjà révélés par le toucher ; on voit le col transformé en une ulcéra.ion encore limitée, n'occupant pas même toute sa surface, une petite partie de la lèvre antérieure est indemne. Les bourgeons qui la tapissent sont d'apparence fongueuse, mais petits et serrés, de couleur rougeâtre et saignant facilement.

Pansement à l'iodoforme désinfecté.

Le 17. — Pas de modifications dans l'état local, constatable au spéculum. L'écoulement est moins fétide. On renouvelle le pansement.

22. — Pansement. La surface ulcérée a meilleur aspect, et ne s'est pas étendue. Pas d'hémorrhagie. La malade n'accuse pas les vives douleurs qu'elle ressentait à son entrée.

1er mars. — Pansement. État stationnaire de l'ulcération. Amélioration de l'état général.

14. — Pansement. La surface épithéliomateuse semble moins fongueuse. Elle a toutefois envahi en partie le point encore intact de la lèvre antérieure. La malade ne se plaint plus de l'écoulement sanieux qui la fatiguait.

21. — Pansement. Même état local.

8 avril. — La malade se trouve à ce point améliorée qu'elle réclame son exéat.

Malgré nos conseils, elle n'est plus revenue à la visite, de sorte que nous ne pouvons relater la fin de son histoire.

Ici nous avons pu suivre la marche du néoplasme et

constater que s'il n'a pas rétrogradé, du moins il s'est développé avec tant de lenteur qu'on peut presque dire que la malade a bénéficié d'un *statu quo*.

De plus, elle s'est trouvée soulagée de deux des symptômes les plus pénibles de son affection : les douleurs tout d'abord qui ont disparu, et l'écoulement qui a diminué de l'abondance, et dont l'incommodante odeur s'est amendée.

OBSERVATION III (Personnelle).

Adèle H..., âgée de 49 ans, repasseuse, entre le 30 janvier 1883 dans le service de M. le Dr Gillette, salle Delessert n° 22 (hôpital Tenon). Le début de sa maladie remonte à six mois : du moins elle souffre au bas-ventre et des lombes depuis ce temps ; elle a des pertes depuis trois mois. On l'a traitée en ville par des cautérisations au nitrate d'argent.

A son entrée on constate tous les signes de l'épithéliome utérin.

État général mauvais. Troubles digestifs, amaigrissement, teinte jaune paille, peu prononcée toutefois, des téguments.

Des douleurs sont chez cette malade le signe prédominant et le plus pénible ; elles sont presque continues, s'irradient de l'hypogastre aux lombes et jusque aux membres inférieurs. Les pertes sont très abondantes, pas fétides, blanches, rarement hémorrhagiques. On tente à plusieurs reprises une cautérisation avec l'acide chromique de son col où les végétations carcinomateuses sont peu fongeuses et bien limitées, sans autre résultat que l'extension du néoplasme au cul de sac postérieur du vagin.

Le 20 février. — On établit le pansement à l'iodoforme, qu'on renouvelle assez régulièrement tous les six jours.

Actuellement (25 juin) l'état général est meilleur qu'à l'entrée, la malade toujours pâle n'a pas perdu son embonpoint, les forces sont conservées assez pour lui permettre de se lever.

Les pertes blanches sont insignifiantes et n'incommodent nullement la malade; les hémorrhagies ont été très rares pendant le cours de ces quatre mois, et toujours motivées soit par des mouvements exagérés ou par des manœuvres directes, telles que l'introduction du spéculum.

Les douleurs seules ont persisté avec un caractère d'intolérance nécessitant des injections hypodermiques de morphine qui même multipliées parviennent à peine à calmer les souffrances de la malade.

Ce n'est là, on le voit, qu'un demi succès puisque, le traitement n'a pu triompher des douleurs conséquentes de la tumeur. Toutefois nous insisterons sur la presque intégrité de l'état général de la malade maintenu satisfaisant pendant quatre mois, sur la rareté des hémorrhagies, et enfin sur la bénignité de l'écoulement dont depuis ce temps la malade ne se plaint plus.

Observation IV (personnelle).

Louise C..., âgée de 48 ans, couturière, entre le 28 juin dans le service de M. le docteur Gillette. Salle Delessert, n° 5 (Hôpital Tenon).

La mère de la malade est morte « d'une tumeur ». — Elle-même a été malade il y a 20 ans, d'une tumeur, à ce qu'elle rapporte. Elle a été soignée à cette époque par M. Chassaignac dans le service duquel elle est restée cinq semaines, et qui ne lui fit suivre aucun traitement, sinon des douches. N'étant nullement améliorée, elle consulta le docteur Deltan qui lui conseilla d'entrer de nouveau à l'hôpital. Un mois après sa sortie de Lariboisière elle fut reçue dans le service de Nonat, à la Charité, où elle resta trois mois, et traitée par des injections de feuilles de noyer et des douches.

Le chirurgien aurait parlé de « rétroversion de l'utérus », on la cautérisa également au nitrate d'argent. A sa sortie de l'hôpital, elle fut au Vésinet pour quelque temps, et sentit une notable amélioration dans son état général, quoique profondément affaiblie. A partir de cette époque, pas un incident ne se produisit ; la malade reprend son travail, elle se sent toutefois faible, ressent quelquefois des douleurs hypogastriques, mais ne consulte plus. Quoique toujours bien réglée, elle perdait en blanc.

Mariée à l'âge de 19 ans, elle a eu trois enfants, tous vivants.

Depuis 4 ans, elle a cessé d'avoir ses règles, et à partir de cette époque, ressenti les douleurs qui seraient pour elle, le début de son affection. Elle a suivi avant que d'entrer dans le service divers traitements, consistant en injections, telles que alun, phénol, feuilles de noyer, subi des cautérisations répétées et variées, à la teinture d'iode, au nitrate d'argent et à l'acide chromique. Actuellement, elle est dans un état de cachexie assez prononcée quoique ayant peu maigri. Le faciès est pâle, elle se tient couchée sur le côté, le décubitus dorsal lui étant impossible par les douleurs qu'il détermine. Elle souffre extrêmement de la région hypogastrique, d'où les sensations douloureuses s'irradient dans les lombes.

Ténesme et constipation opiniâtre. Pertes très abondantes et fétides, hémorrhagies fréquentes.

Le toucher révèle la présence d'un épithéliome ulcéré du col, dont les végétations ont envahi *toute la paroi postérieure du vagin*, au point d'en rétrécir considérablement le calibre, et de rendre cette exploration presqu'impossible.

Cette observation ne nous présente qu'un intérêt absolument secondaire, puisque nous n'avons pu encore constater les effets du traitement qu'on vient d'instituer. Nous y ferons seulement remarquer l'*inefficacité absolue* des moyens si *variés* qui ont été employés, et qui n'ont pu *amender aucun* des symptômes dont se plaint la malade. Les deux observations qui suivent sont dues à l'obligeance de M. le Dr Gillette qui nous les a communiquées.

Observation V

M. X..., âgée de 56 ans, entre dans mon service de Bicêtre en janvier 1882. Elle est atteinte d'un épithélioma fongueux du col de l'utérus datant de dix-huit mois, et qui se présente avec les symptômes suivants.

Aspect cachectique très prononcé, insomnie, émaciation, hémorrhagies abondantes et répétées, leucorrhée fétide, douleurs en ceinture très prononcées.

Les signes physiques sont tout à fait nets, les ganglions iliaques gauches sont engorgés. On a déjà essayé sans amélioration différents traitements, toutefois les injections hypodermiques d'ergotine semblent avoir réussi contre les hémorrhagies.

J'institue le pansement à l'iodoforme désinfecté appliqué à l'aide de tampons d'ouate, pendant six semaines à la suite duquel il y a cessation complète des hémorrhagies et diminution considérable de la leucorrhée. Les douleurs en ceinture disparaissent et l'état fongueux du col s'amende. La malade reprend de l'appétit et même un peu d'embonpoint.

Elle quitte l'hôpital au bout de deux mois et demi se considérant comme guérie ; et, en effet, au toucher on ne perçoit plus d'ulcération. Le col semble induré et ratatiné, aplati, il n'est pas douloureux, il n'existe plus d'écoulement fétide, mais les ganglions iliaques persistent.

Je la revois trois mois après sa sortie de Bicêtre, elle avait cessé l'emploi de l'iodoforme, et les accidents ont reparu. Je lui conseille de e reprendre. Je ne l'ai plus revue.

Dans cette observation, les faits sont si précis qu'il est à peine besoin d'ajouter quelques commentaires. La disparition des accidents, suivant immédiatement l'application du traitement, leur réapparition aussitôt qu'on l'abandonne sont concluants.

OBSERVATION VI.

Mme H..., âgée de 60 ans, a été en 1881 traitée par M. Marc Sée, puis par moi pour un épithéliome du col se propageant un peu aux culs de sac du vagin. Après avoir essayé de différents remèdes et en dernier lieu des injections de chloral, j'entreprends l'application de la poudre d'iodoforme (une cuillerée à café sur un tampon d'ouate). J'observe bientôt l'atténuation des hémorrhagies qui à deux reprises avant l'emploi de ce moyen avaient été extrêmement inquiétantes. L'écoulement blanc n'est plus fétide, les douleurs du bas-ventre et des reins ont aussi diminué. De plus l'appétit revient, et l'état général s'améliore.

Ce traitement fut continué pendant trois mois environ, mais malgré l'amélioration, la malade se lassa et voulut tenter une opération à laquelle elle succomba (péritonite).

Ce cas est aussi fort instructif. Notons que dans aucune de nos observations nous n'avons remarqué d'accidents d'intoxication. Du reste les bons effets du pansement à l'iodoforme sont également remarquables dans les deux observations qui suivent, que nous empruntons à la thèse de M. Krantz (1).

OBSERVATION VII

La femme T..., âgée de 58 ans, a eu eu *quinze enfants*; maigre et chétive, ses traits indiquent une déchéance profonde.

1. Essai sur l'emploi de l'iodoforme dans les plaies cavitaires (Th. Nancy, 1882).

Conditions hygiéniques et sociales des plus mauvaises. Lorsque nous la voyons pour la première fois, elle se plaint de fortes douleurs partant dans le bassin irradiant, dans le bas-ventre, les cuisses, et la région lombaire. Les règles sont supprimées depuis plusieurs années ; mais depuis six semaines environ, la malade s'est aperçue d'un écoulement blanchâtre peu abondant, quelquefois strié d'un peu de sang.

Soupçonnant une affection carcinomateuse, nous pratiquons le toucher vaginal. Il nous révèle en effet, que la lèvre postérieure du col de l'utérus est complètement occupée par une végétation assez peu développée, il est vrai, mais commençant déjà à envahir le cul de sac postérieur du vagin. Les métrorrhagies sont devenues plus abondantes, nous engageons vivement la malade à entrer à l'hôpital Saint-Léon, où elle est admise dans le service de M. le professeur Gross.

L'examen au spéculum confirme ce que le toucher avait révélé. On voit en effet les parties ci-dessus désignées, recouvertes de fongosités grisâtres et sanguinolentes.

L'odeur qui s'exhale de la tumeur est très fétide. On pratique un lavage phéniqué des parties génitales et on place sur le col un tampon de coton saupoudré d'iodoforme. Trois jours après la fétidité seule a disparu, les douleurs locales ne sont pas modifiées ; mais à partir du quatrième jour la douleur diminue pour se calmer complètement le huitième. La malade a repris des forces et de l'appétit. Les granulations épithéliales du col ont perdu leur couleur grisâtre et leur aspect fongeux ; elles deviennent franchement rouges, on dirait des bourgeons cicatriciels.

Au bout d'un mois de ce traitement l'état général et local sont très satisfaisants ; la douleur a disparu et la tumeur n'a pas fait le plus petit progrès, *son développement est comme enrayé.*

Toutes les fonctions s'accomplissent bien et la malade demande à sortir. Elle revient tous les huit jours faire renouveler son pansement. Plus d'odeur ni d'écoulement. On retire l'ancien pansement et sans même faire d'injection on replace sur le col deux à trois grammes d'iodoforme. Pour faire arriver le médicament sur la tumeur on le verse sur la valve inférieure d'un spéculum préalablement introduit dans le vagin, et on le fait progresser au moyen d'un tampon de coton qu'on laisse à demeure. La femme T... se trouve tellement bien du pansement qu'elle néglige pendant trois semaines de venir le faire renouveler. Au bout de ce temps la tumeur a repri son aspect fongueux et a envahi d'environ deux centimètres la parois postérieure du vagin. On refait le pansement comme précédemment et la malade peut vaquer à ses occupations. Un mois après nous la perdons de vue ; ni les douleurs ni les pertes n'ont reparu jusque-là.

OBSERVATION VIII

La femme T..., âgée de 36 ans, me fait appeler pour une métrorrhagie très abondante dont elle est prise au milieu de la nuit.

Son facies pâle et amaigri indique à première vue la présence d'un carcinome. La malade du reste me renseigne bientôt sur ce point ; le toucher vaginal pratiqué rapidement ne laisse pas de doute sur la présence d'un cancer ulcéré du col. Je tamponne tant bien que mal avec des débris de linge, la cavité vaginale qui rétrécie considérablement par la présence de la tumeur ne permet pas d'en introduire une grande quantité. Quoiqu'il en soit, ce pansement improvisé recouvert d'un bandage en T suffit à arrêter l'hémorrhagie. Au bout de cinq à six heures, le pansement est enlevé à cause des douleurs intolérables qu'il provoque : l'hémorrhagie est arrêtée. L'examen pratiqué les jours suivants permet de sentir avec le doigt que le col utérin a fait place à une vaste ulcération irrégulièrement déchiquetée, et que toute la paroi supérieure du vagin est occupée par une tumeur fongeuse et saignante. Ecoulement très fétide malgré les injections alcoolisées pratiquées journellement. L'état général est très bas : la femme F... ne veut prendre pour toute nourriture qu'un peu de bouillon. Le pansement à l'iodoforme est proposé et accepté. L'introduction du spéculum est difficile et douloureux ; néanmoins je parviens à faire pénétrer dans le vagin environ deux gr. d'iodoforme que je cherche à répandre uniformément avec le doigt. L'odeur fétide est aussitôt supprimée, à la grande satisfaction de la malade qui se félicite aussi de n'avoir plus à recourir aux injections journalières. Au bout de quelque temps de tranquillité une nouvelle hémorrhagie survient, on en a facilement raison avec une injection d'un demi-gramme d'une solution d'ergotiné d'Yvon. Le pansement est continué comme aupa- la malade s'en trouve très bien, reprend quelques forces, et supporte bien quelques aliments. Plusieurs mois s'écoulent ainsi, mais la tumeur faisant des progrès, il s'établit une fistule vésico-vaginale. La malade tombe dans une cachexie de plus en plus profonde et la terminaison fatale ne se fera probablement pas attendre.

Nous trouvons inutile de multiplier ces exemples dont nous avons trouvé encore plusieurs citations dans les auteurs. Il nous semble ressortir dès à présent de cette étude expérimentale que le mode de pansement rend les plus signalés services dans le soulagement des malades. Il prolonge une existence désormais moins pénible par la suppression de l'odeur et des douleurs; en même temps il rend à la malade une tranquillité que ne lui laissait pas l'ennui des lavages incessants, principal moyen thérapeutique dont est coutumier le praticien en semblable occurrence.

VI

MODE D'ACTION

L'IODOFORME ET NOTRE POUDRE EN PARTICULIER REMPLISSENT
LA MAJORITÉ DES INDICATIONS THÉRAPEUTIQUES

Nous ne voulons pas rechercher ici le mécanisme intime
du médicament, et il ne nous importe pas que d'après les
données expérimentales (1) l'action locale de l'iodoforme
soit assimilable à l'action secondaire de l'acte qui arrive
dans la circulation au milieu de liquides albumineux et
sans altération des tissus; de même nous n'avons pas à
considérer l'action générale qui résulte de l'absorption du
topique à la surface de la plaie, mais nous devons dire
quelques mots des propriétés topiques de l'iodoforme et de
ses avantages au point de vue des pansements en général.

Il est *anesthésique*, c'est là une notion admise depuis
très longtemps puisqu'il a été tout d'abord utilisé pour ce
seul fait comme anti-névralgique. Un excellent exemple de
cet effet nous est offert par les observations de M. Tar-
nier (1) qui réussit à guérir des cas remarquables *d'hypé-
resthésie vulvaire* par ce mode de pansement.

1. *Archiv für experimentelle path. und pharmakol.* Hogyes,
fév. 1879.
1. *Revue de thérapeutique médico-chirurgicale* (nov. 1875).

Il est *antiseptique* : sur ce point tous les observateurs sont d'accord et nous pourrions à cette place rapporter avec leurs conclusions les très nombreuses expériences à l'appui : cet effet toutefois n'est pas extrêmement rapide.

Il est *antiputride* : ses propriétés désinfectantes sont expérimentalement des plus appréciables et incontestables. Diverses substances organiques mises dans des conditions de putréfaction favorables, auxquelles on ajoute de l'iodoforme, malgré l'apparition de quelques ferments n'exhalent aucune odeur de putréfaction.

De plus il semble exercer une *action spécifique* en quelque sorte sur les plaies fongueuses dont il modifie le bourgeonnement, en lui donnant des tendances réparatrices absolument différentes du processus néoplasique qui les caractérise.

Ainsi tarit-il les sécrétions abondantes qui se font sur ces surfaces ichoreuses, sanieuses ou purulentes, et pour ces divers effets pourrait-on le dire *cicatrisant*.

Il présente enfin certains avantages généraux : *rareté* du pansement qu'on peut laisser en place jusqu'à 8 et 10 jours ; *facilité* d'application dans les plaies cavitaires. « Les qualités de l'iodoforme utilisables dans toutes les plaies en général se recommandent d'une façon toute spéciale dans les plaies cavitaires en particulier, par la raison bien simple que les pansements qui ont précédé l'iodoforme dans ce genre de plaies sont pour ainsi dire impraticables (1). »

Les inconvénients qui résultent de son emploi se rangent sous les trois chefs suivants.

1. Krantz (*loco citato*).

Inflammations de voisinage. — M. Ledentu signale des eczémas dans les zônes cutanées avoisinant les régions occupées par le topique, Konig parle aussi de divers exanthèmes, enfin on a rangé au nombre de ses conséquences fâcheuses des érysipèles et des phlegmons.

Cette question est encore fort discutable, et il ne nous appartient pas de nous prononcer; il nous est permis de faire observer toutefois qus ces manifestations ne se sont produites dans aucun des cas que nous relatons.

Odeur désagréable. — Nous avons déjà mentionné ce reproche qu'on adresse à l'iodoforme ; il nous a semblé mériter l'attention, l'intensité, la tenacité et la diffusion de l'odeur safranée la rend effectivement fâcheuse.

Phénomènes d'intoxication. — Ils ne se produisaient que lors d'application de l'iodoforme sur des plaies fraîches, vastes, et à large surface absorbante, encore serait-il nécessaire d'employer au minimum 40 grammes du médicament.

Et, en effet, si ces phénomènes éclataient sans les circonstances plus haut précitées et faciles à éviter, ils seraient d'assez de poids pour faire rejeter l'iodoforme de la pratique chirurgicale, puisqu'ils peuvent entraîner la mort à bref délai.

La poudre d'iodoforme dont nous avons donné la formule rend négligeables ces deux inconvénients du topique, l'odeur et la toxicité. La désinfection de ce corps produite par le sulfate de quinine, aidée et complétée par l'essence de menthe est rendue stable et persistante par l'adjonction du charbon.

Ce même corps diminue en outre sa puissance d'action

d'absorption, outre qu'il permet, pour une même surface ulcérée, d'employer moitié moins du principe actif.

Et dès lors il ne reste plus à l'iodoforme que ses qualités plus haut énoncées qui le rendent éminemment apte au pansement de l'épithéliome.

La surface ulcérée de ce néoplasme est douloureuse, septique, putride, fongueuse, sans tendance réparatrice, et de plus située dans une cavité ; or tous ces caractères sont, nous l'avons vu, précisément justiciables des vertus reconnues à l'iodoforme.

On conçoit dès lors aisément que ce topique semble exercer une sorte d'action spécifique puisqu'il réunit précisément toutes les vertus thérapeutiques opposables aux conséquences fâcheuses de la plaie cancéreuse, et que son mode d'application le prédispose encore à cette action.

De cette véritable *adaptation* résulte en même temps le bon effet sur l'état général, qui n'est autre alors que la somme des conséquences locales de ce remède répondant à la grande majorité des indications.

VII

MODE D'EMPLOI

On appliquera la poudre d'iodoforme spéciale par divers moyens, mais ce sera en tous les cas chose facile : or, dans les plaies cavitaires là n'est pas en général le propre des pansements. On peut à l'exemple de certains, déposer sur la valve inférieure du spéculum de Cusco une minime quantité de la substance qu'on fait ensuite progresser jusqu'à la partie malade à l'aide d'une boulette de coton : ou encore insuffler la poudre directement sur l'ulcération à l'aide d'une poire en caoutchouc. Ces deux procédés ont l'inconvénient d'exiger l'emploi du spéculum ce qui n'est pas sans offrir dans quelques cas des désagréments et même des dangers pour la malade.

Mélangé à de la vaseline, la poudre forme une sorte de magma boueux convenant à l'aspect de l'ulcère qu'il est destiné à recouvrir, mais ayant le désavantage de fuser le long des parois vaginales, et de salir le linge : c'est aussi pour ce motif que nous n'aimons pas le mélange de glycérine et d'iodoforme qui cependant rend des services en quelques cas.

Les suppositoires sont assez peu efficaces.

A ces divers procédés nous préférons le suivant qui nous

a semblé réunir le plus d'avantages et que pour cela nous conseillerons.

Si la malade a conservé ses forces, a peu de tendance à l'hémorrhagie si en un mot le spéculum n'est en rien contre-indiqué même par son seul désir, il vaudra mieux s'en servir. Outre qu'il permet d'observer la marche de l'affection, il facilite encore l'application du topique.

On saupoudre alors la surface d'un petit tampon de coton, entouré et retenu par un fil (pour servir à le retirer), de quelques pincées d'iodoforme, on en ajoute une certaine quantité dans l'intérieur du tampon qu'on place ensuite directement sur la surface ulcérée ; au-dessous de ce tampon et pour le maintenir un autre bien imbibé de glycérine est introduit enfin pour n'être retiré que le lendemain.

Mais si l'usage du spéculum soulève la moindre objection, on s'en abstiendra aisément. Il suffit d'enduire le tampon iodoformé de vaseline pour pouvoir faire le même pansement sans le secours d'aucun instrument, avec la plus grande facilité.

Tels sont les moyens très simples que nous avons vu réussir dans les cas plus haut relatés.

Quoi qu'il en soit, cependant, du procédé auquel on s'arrête, il sera toujours utile de se conformer aux règles suivantes.

1° *Ne pas employer des quantités excessives du médicament.* — Outre l'inutilité de cette exagération, l'iodoforme pourrait malgré l'adjonction du charbon affaiblissant, comme nous l'avons vu, d'autant sa puissance toxique, causer des accidents. Sans poser à cet égard des données absolument précisées, nous dirons de se conformer aux indications des cas praticuliers qui se présentent.

2° *Ne pas déterger l'ulcération.* — Mosetig insiste sur cette recommandation dont nous avons eu occasion de constater la justesse. Est-ce que cette pratique, par les lavages conséquents, entraînerait une irritation de la plaie qui la disposerait moins à l'action topique de l'iodoforme? Les lavages sont du reste pénibles et paraissent disposer à l'hémorrhagie et activer le processus envahissant du néoplasme.

3° *Ne pas renouveler fréquemment le pansement.* — Ce serait en effet priver ce mode d'un de ses avantages et des plus appréciables : Le pansement rare entraîne moins de fatigue et de douleur pour la malade, et ménage l'activité morbide du cancer. Nous ne saurions sur ce point fixer des délais précis, mais un *minimun* de quatre jours ne nous paraît pas exagéré, quant *au maximum* possible ce fait de M. Reclus en donnera une idée. Dans un cas d'épithélioma de l'utérus, ce chirurgien laissa 10 *jours* pour combattre une hémorrhagie, un tamponnement vaginal, et lorsqu'il retira ses boulettes d'ouate iodoformée, il n'y avait d'autre odeur que celle de l'iodoforme.

CONCLUSIONS

I. — Dans l'état actuel de la science, en l'absence de traitement spécifique, le traitement du cancer ulcéré du col de l'utérus doit surtout être palliatif.

II. — Les symptômes les plus pénibles pour la malade, sont : l'écoulement fétide, l'hémorrhagie et la douleur.

III. — C'est surtout à les combattre que s'attachera le médecin.

IV. — La plupart des moyens thérapeutiques employés, outre qu'ils ne remplissent à la fois qu'une seule de ces indications, ont de plus des inconvénients qui résultent de la difficulté de leur mode d'application.

V. — L'iodoforme par ses propriétés générales répond au plus grand nombre d'indications.

VI. — Son application elle-même est des plus faciles.

VII. — La poudre spéciale que nous proposons diminue le danger (toxicité) et supprime l'incommodité (odeur) dans l'emploi de ce corps.

VIII. — Elle procure dès lors la plus grande somme d'avantages désirables au point de vue local ; il en résulte une amélioration de l'état général.

IX. — Elle nous semble donc à tous égards le topique le mieux approprié au traitement palliatif du cancer ulcéré du col de l'utérus.

Imp. A. DERENNE, Mayenne. — Paris, boulevard Saint-Michel, 52.

198